ETUDE

SUR UNE

AFFECTION NON ENCORE DÉCRITE DES MAINS

CONSIDÉRÉE

COMME ECZÉMA DÉGÉNÉRÉ

PAR

Eusèbe PASQUET,
Docteur en médecine de la faculté de Paris,
Ancien externe des hôpitaux,
Médaille de bronze de l'Assistance publique.

PARIS
ADRIEN DELAHAYE et E. LECROSNIER ÉDITEURS
PLACE DE L'ÉCOLE-DE-MÉDECINE

1880

ETUDE

SUR UNE

AFFECTION NON ENCORE DÉCRITE DES MAINS

CONSIDÉRÉE

COMME ECZÉMA DÉGÉNÉRÉ

PAR

Eusèbe PASQUET,
Docteur en médecine de la faculté de Paris,
Ancien externe des hôpitaux,
Médaille de bronze de l'Assistance publique.

PARIS
ADRIEN DELAHAYE et E. LECROSNIER ÉDITEURS
PLACE DE L'ÉCOLE-DE-MÉDECINE

1880

A LA MEMOIRE DE MA MERE

A MON PÈRE

A MA SŒUR ET A MON BEAU-FRÈRE

A MON FRÈRE

A MES NEVEUX ET NIÈCES

A MES PARENTS

A MES AMIS

A MON PRÉSIDENT DE THÈSE

M. A. FOURNIER

Professeur de dermatologie et de syphilis,
Membre de l'Académie de médecine,
Médecin de l'hôpital St-Louis.

A MES MAÎTRES DANS LES HOPITAUX

MM. T. GALLARD, HILLAIRET,
CADET DE GASSICOURT, LANCEREAUX,
BENJAMIN ANGER, Ch. PÉRIER

ÉTUDE

SUR UNE

AFFECTION SYMÉTRIQUE DES MAINS

CONSIDÉRÉE COMME UN ECZÉMA DEGÉNÉRÉ

AVANT PROPOS.

Une affection singulière des mains s'est présentée dans le service de M. le professeur Fournier, durant le cours de l'année 1879. Actuellement, le malade est encore à l'hôpital Saint-Louis. Une éruption à forme eczémateuse, des végétations framboesiennes à l'extrémité terminale de la pulpe des doigts empiétant sur la surface unguéale dont les ongles avaient disparu, une déformation particulière avec un certain degré d'atrophie donnaient à l'affection une physionomie bizarre et insolite. De plus, la bilatéralité, la symétrie presque géométrique, la similitude des lésions observées aux deux mains frappaient l'attention. La main droite représentait l'image fidèle de la main gauche; le pouce droit ressemblait au pouce gauche, l'index droit à l'autre index, etc... Bref, le fait était remarquable et sortait à coup sûr du cadre habituel des affections des mains.

M. Laillier, qui a vu le malade dès son entrée à l'hôpital, et à qui nous l'avons encore présenté tout récemment, affirme n'avoir jamais observé de cas semblable depuis vingt-cinq années qu'il exerce à l'hôpital Saint Louis. Il pensa à une arthritide; M. Fournier penchait vers une scrofulide; enfin M. Besnier portait le diagnostic d'eczéma dégénéré. Les médecins étrangers avouaient n'avoir jamais rien vn de pareil, et ne pas savoir ce que c'était.

L'atrophie de l'extrémité des doigts avec la disparition des ongles donnait à penser à la scrofule atrophique, à la « scrofule momie » décrite par Alibert, ainsi dénommée à cause du desséchement universel qu'éprouve l'appareil tégumentaire et de l'aspect inanimé qui donne une sorte de ressemblance avec les corps embaumés des sépultures d'Egypte. On voit, dans le tome premier de la nosologie naturelle de cet auteur, une gravure représentant un adolescent d'environ 14 ans, et dont les mains surtout méritaient une description particulière. Alibert les décrit : « On eût dit qu'elles avaient été rôties par le feu; les ongles manquaient ou croissaient à peine, et l'épiderme aminci s'exfoliait par intervalles; il avait l'habitude de se croiser les bras, comme si on avait dû le placer dans un cercueil. »

Les végétations frambœsiennes de la pulpe des doigts rappelaient le *Pian* d'Amérique, le *Yaws* de l'Afrique, le *Gattao* des nègres de la Guinée, affections décrites par les voyageurs, qui consistent en excroissances végétantes, se manifestant sur une ou plusieurs parties du tégument, qui pullulent et se développent à la manière des fraises ou des framboises dont elles ont la forme, la couleur et très souvent le volume.

Quant aux déformations, elles étaient analogues à celles de la sclérodermie, du rhumatisme chronique progressif et de certaines affections du système nerveux central et périphérique.

On raconte que le grand naturaliste Daubenton vit les articulations de ses mains se déformer, s'immobiliser, le tissu de sa peau s'altérer. Condamné au repos par cette infirmité, il étudiait sur lui-même les rapports qui peuvent exister entre les altérations de la peau de l'homme et celle de l'écorce de certains arbres ; mais il est avéré que l'affection n'était autre que du rhumatisme articulaire chronique progressif.

Nous n'avons trouvé dans nos recherches que des faits avec analogie lointaine ; mais, nous n'avons pas la prétention d'avoir tout lu, bien loin de là. Pour l'instant, c'est un fait isolé qui ne s'est peut être jamais présenté et qui ne se représentera peut-être jamais. Cette objection s'est souvent présentée devant nous dans le cours de ce travail. A ce sujet, nous ne pouvons mieux faire que d'emprunter les paroles de M. le professeur Verneuil, à la suite de sa discussion à la Société de chirurgie, en 1863, à propos du cas insolite du docteur Mirault d'Angers : « il ne faut pas dédaigner les faits exceptionnels, car sans parler de l'intérêt de curiosité, ils mettent en relief des rapports inaperçus, soulèvent des problèmes nouveaux et illuminent des points obscurs. Et d'ailleurs si excentriques qu'ils soient, ne faut-il pas chercher toujours à guérir les malheureux qui en sont atteints. »

Avant d'exposer le fait et de l'étudier, qu'il nous soit

permis d'adresser nos remerciements à M. le professeur Fournier, de ses leçons à l'hôpital Saint Louis et de la liberté qu'il nous a donnée à l'égard du malade de son service; à M. Lallier, de ses conseils et de ses encouragements à présenter cette observation comme sujet de thèse.

Division. — L'exposition du fait, l'étude du diagnostic, du pronostic et du traitement, enfin une conclusion générale, tel est le plan que nous suivrons.

CHAPITRE PREMIER.

EXPOSITION DU FAIT (1)

Le malade dont nous rapportons l'histoire est un homme de 40 ans. Habitant de la campagne, (Alex. Bobig.... Saint-Lactencin, département de l'Indre), de taille au-dessus de la moyenne, d'une constitution sèche, accoutumé dès son enfance aux travaux pénibles de la campagne, rien dans sa physionomie et dans son habitude extérieure ne révèle les caractères de la scrofule. Sa barbe présente, du côté gauche, sur une ligne allant de l'angle du maxillaire inférieur au menton, une plaque de

(1) Les observations de notre ami le Dr Chabrier, et de M. Bruché, interne des hôpitaux, ancien élève de M. Fournier, nous ont fourni quelques renseignements sur le début de l'affection.

poils blancs, elliptique, de 4 à 5 centimètres de longueur, sur 2 centimètres de largeur. Cette plaque tranche nettement sur la couleur châtain des poils voisins. Au côté droit, près du menton, une même plaque blanche, ovalaire, mais de moindre étendue.

Mère morte à l'âge de 40 ans; père, à 50 ans; tous deux de cause indéterminée. Un frère bien constitué, vigoureux, souffre par moments de douleurs articulaires rhumatismales, une sœur d'une excellente santé.

Le malade ne signale aucune maladie dans le cours de son enfance, sauf un peu de gourme dans le sillon auriculaire postérieur; rien sur le cuir chevelu. A diverses reprises, quelques glandes, dit-il, à la région du cou et au pli de l'aine, qui se montraient par intervalles et disparaissaient très vite. Ces petits maux ne persistèrent pas au delà de l'âge de 10 ans.

Exempté du service militaire par un frère sous les drapeaux. Pas le moindre écoulement blennorrhagique; pas de chancre, d'ailleurs on n'en constate pas de trace. Pas de ganglions roulant sous le doigt. Aucune disposition aux engelures, ni au froid aux mains.

Donc nulle affection grave jusqu'à l'âge de vingt ans, époque où il aurait eu une légère variole accompagnée d'un peu de fièvre avec une éruption discrète de quelques pustules, dont il reste cinq ou six petites cicatrices à la région épigastrique. Ce fut l'affaire d'une huitaine. Le malade se levait, tentait de reprendre lentement ses travaux, la guérison semblait complète, lorsque quinze jours après il se ressentit de malaise qui augmente les jours suivants et le force à prendre le lit. C'est alors qu'il se fit une éruption se généralisant rapidement à toute la surface du corps, dont les caractères du début ne peuvent être rappelés par le malade : « car, à ce moment, dit-il, il était assez fortement atteint pour avoir perdu conscience de ce qui se passait. »

Ce dont il se souvient, c'est qu'il eut le corps des pieds à la tête couvert de croûtes qui tombèrent et se reformèrent à plusieurs reprises en devenant de plus en plus minimes. Au bout de six semaines, les squames devinrent moins épaisses, plus étroites, presque furfuracées et et finirent par disparaître.

Les cheveux, les sourcils tombèrent et repoussèrent promptement après la guérison. La face et l'épigastre furent les régions les plus épargnées.

Des pustules s'étaient formées autour de l'ongle et sous l'ongle que le pus soulevait. Les ongles ne tenaient plus que par leur partie la plus élevée, de sorte que les uns tombèrent spontanément, les autres devenus un objet de gêne furent excisés. Tout avait disparu à la surface du corps; un léger suintement avec formation de croûtes persista à la paume des mains et à la plante des pieds. Il y avait sur le derme unguéal persistance des croûtes soulevées par une sécrétion purulente.

Pendant un an, le malade fut traité par les pommades : onguent napolitain, cérat saturné et camphré. Saignées et bains, à l'intérieur purgatifs. Tout fut fait avec le même insuccès (1). La persistance de ces lésions aux mains et aux pieds, le décida à venir se faire soigner à Paris; il entre à l'hôpital Saint-Louis, 1858, dans le service du Dr Hardy qui alors aurait porté le diagnostic d'*Eczéma*

(1) Le médecin du pays aurait tout d'abord pensé à une scarlatine et par la suite de la marche de l'affection, aurait déclaré ne plus savoir ce que c'était.

impétigineux. Cataplasmes, bains et poudre d'amidon, tisane de séné, vin de gentiane, huile de foie de morue; tel est le traitement qu'on lui fait subir chez M. Hardy. Après un séjour à l'hôpital de huit à neuf mois, une grande amélioration se produisit; la paume des mains guérit complètement. Les ongles des pieds repoussent à peine, ne dépassent pas l'extrémité de la pulpe; un seul revient à l'état normal, c'est l'ongle du deuxième orteil du pied gauche. La reproduction fut plus complète aux ongles des mains qui reviennent à leur intégrité normale.

Le malade sort de l'hôpital avec guérison, et entre au service d'un pharmacien de la rue des Nonains d'Hyères où il aide à la manipulation des drogues; reste là deux années, puis la nostalgie le prend, retourne au pays et se remet ouvrier de ferme, s'occupant aux divers travaux de la métairie, et faisant même parfois le rude labeur de conduire la charrue.

Durant les six ou sept années suivantes, santé parfaite, pas de nouvel accident. Au bout de ce temps, une espèce de dartre sèche avec rougeur plus ou moins vive apparaît au pourtour de l'ongle, sur le pli unguéal, s'étendant sur les faces dorsales et palmaires des phalangettes et particulièrement au petit doigt de la main gauche. Cette nouvelle éruption passe par des alternatives d'amélioration et de rechute, et ne l'empêche pas de s'acquitter de sa besogne.

Aprés cinq nouvelles années passées de la sorte, l'affection s'aggrave; des croûtes se forment avec érosions et suintement abondant; les ongles s'affectent de nouveau et se détruisent pour ne plus repousser. Il se traite par des bains locaux, par de la poudre d'amidon, s'enveloppe les doigts du mieux qu'il peut pour parer aux inconvénients de son mal et s'occupe des travaux moins pénibles, exerce le métier de berger malgré les douleurs très vives qu'il endure.

Durant ces huit dernières années l'affection marche ainsi en s'aggravant, par intervalles surviennent de petites périodes d'accalmie. En même temps que les douleurs ressenties au niveau des doigts malades, il éprouve quelques démangeaisons. Notons qu'à plusieurs reprises, de pareilles démangeaisons se montrèrent à la partie interne et supérieure des cuisses, de chaque côté des bourses, accompagnées de rougeur, de suintement et de desquamation.

Trois ou quatre mois avant son entrée à l'hôpital, le mal s'aggrave encore. L'éruption affecte de nouveau la face dorsale et la face palmaire de l'extrémité des doigts et gagne la paume de la main. Des végétations apparaissent à la pulpe. Ces excroissances auraient débuté par une petite éminence mamelonnée, à laquelle se serait surajoutée une nouvelle petite saillie et ainsi de suite auraient acquis le volume qu'elles présentent sur la photographie. A cette époque le malade dit avoir ressenti des douleurs vagues dans les articulations du coude, du poignet, des doigts.

Retour à Paris, et le 2 avril 1879 entre dans le service de M. Fournier, à l'hôpital Saint-Louis. Les deux mains offrent des lésions similaires. On constate sur la face dorsale de tous les doigts, à partir de l'articulation de la première avec la seconde phalange, une surface rouge recouverte par places de croûtes lamelleuses sur la phalangine, épaisses sur la phalangette. A la place de l'ongle, croûtes jaunâtres recouvrant le derme sous-unguéal épaissi, au niveau de la matrice et du pli unguéal, petites croûtes écailleuses, superposées. Sur les pouces l'éruption n'occupe que la phalangette. Dans la paume de la main et sur la face palmaire des doigts, rougeurs vives sur certains points ; par places, soulèvements irréguliers de l'épiderme par un liquide séro-purulent ; petites lamelles desquamatives, fines, peu abondantes. Les bords latéraux des doigts sont le siège des mêmes lésions, sauf le bord externe de l'index, et les côtés du pouce qui ne sont affectés qu'à leurs extrémités.

Les doigts se terminent par une sorte de bourgeonnement à saillies multiples. Ces saillies, mamelonnées, rouges, composées de petits grains inégaux, offrent l'aspect d'une framboise. Ces végétations très développées sur les médius, les annulaires et les pouces, le sont à peine sur les index où elles ne constituent qu'une petite éminence de la grosseur d'une tête d'épingle ; elles sont à peine marquées sur les petits doigts. Pédiculées sur les médius ; sessiles sur les pouces et les index. Les mêmes végétations sont un peu moins développées sur la main gauche. Elles suintent à leur surface sur laquelle se déposent de petites croûtes : très douloureuses au toucher et surtout à la pression.

Les mouvements de flexion des phalanges et la préhension des objets sont très gênés. Les pouces légèrement déformés présentent une première phalange avec incurvation à concavité dorsale. Aux médius, aux annulaires, aux petits doigts, la première phalange est un peu fléchie sur le métacarpe, la seconde dépasse un peu l'extension ordinaire, il en résulte que les trois derniers doigts réunis offrent une légère dépression dorsale au niveau de l'articulation de la phalangine avec la phalange lorsque le malade tient la main dans la position à l'état de repos.

Au niveau de la racine des bourses et de la cuisse surface rouge et humide.

1er mai. M. Fournier essaie d'exciser une des végétations ; la douleur vive, l'écoulement abondant de sang, empêchent de poursuivre plus loin ce mode de traitement. Essai de l'emplâtre rouge. Il se fait une telle exsudation qu'on est obligé de le cesser. On se borne à donner des bains d'amidon et à saupoudrer les surfaces sécrétantes de poudre de talc.

Le 23. Amélioration notable. De nombreuses vésico-pustules se forment encore donnant lieu à une desquamation lamelleuse et croûteuse, sans laquelle le derme reste rouge et douloureux.

Les saillies végétantes s'affaissent sans montrer aucun point ulcératif. A partir de cette époque, elles vont en diminuant de jour en jour.

Au mois de septembre, elles ont disparu presque en totalité.

Depuis le mois d'octobre jusqu'au mois de janvier 1880, l'éruption s'améliore ; par intervalles surviennent de petites poussées aiguës, accompagnées de douleur, de rougeur vive et de gonflement, dont la durée est de quelques jours. Les déformations déjà signalées s'accentuent de plus en plus.

10 janvier. *Main droite.*

Rougeur assez vive dans la paume de la main dont la surface éruptive est humide et suintante. Même rougeur à la face palmaire de tous les doigts ; très vive au niveau des dernières phalanges, avec petites lamelles épidermiques desquamatives. Sur la face dorsale, à partir de la partie moyenne des deuxièmes phalanges, croûtes, petits points d'exsudation purulente dans l'épaisseur du derme. Au côté interne de la phalangine du médius, bulle pemphigoïde dont le liquide s'est échappé. Les ongles n'ont pas repoussé et à leur place le derme sous-unguéal épaissi est recouvert de lamelles écailleuses.

Disparition totale des végétations. Une petite saillie appréciable un peu à la vue et surtout au toucher accuse encore leur existence antérieure. Les doigts effilés à leurs extrémités se terminent en pointe à la manière d'un cône.

La dernière phalange du pouce se maintient habituellement dans la flexion, et le malade ne peut lui faire exécuter que des mouvements très limités. Les mouvements communiqués la font revenir ou dans la flexion, ou dans l'extension complète. On ne provoque pas de douleur dans ces mouvements, mais seulement si l'on vient à exercer une pression un peu fort au niveau de l'articulation.

La phalangette de l'index, dans la flexion à l'état de repos, n'exécute que des mouvements très limités, et ne peut revenir à l'extension complète, que les mouvements soient communiqués ou volontaires. Les mouvements de la phalangine sur la phalange sont libres et normaux.

Pour les trois derniers doigts, la déformation siège aux deux dernières articulations digitales. La phalange est fléchie sur le métacarpe, la phalangine étendue sur la phalange forme un angle ouvert du côté de la face dorsale; la phalangette est fortement fléchie sur la phalangine.

Cette attitude vicieuse est telle à l'état de repos. Malgré l'angle très saillant du côté de la face palmaire, les mouvements communiqués de la phalangine sur la phalange s'exécutent avec autant d'étendue dans le sens de la flexion que dans l'extension, c'est-à-dire qu'on ne peut faire revenir la phalangine à la flexion complète, tandis qu'on arrive à lui faire dépasser de beaucoup l'extension ordinaire de manière à déterminer l'angle actuel de déformation. Si le malade veut fermer les doigts, l'angle persiste toujours et la fermeture de la main est très incomplète ; s'il veut les étendre l'angle s'accuse davantage. Par un mouvement forcé, en appuyant la face palmaire de l'articulation déformée sur un plan résistant, on corrige la déformation sans déterminer aucune douleur, en ramenant la phalangine sur la même ligne que la phalange, absolument comme une luxation en arrière de la phalangine que l'on viendrait de réduire. Dans tous ces mouvements on n'éveille pas de douleur ; on ne ressent aucun craquement.

La phalangette de ces trois derniers doigts est dans la flexion permanente. Les mouvements communiqués très limités, surtout au petit doigt. Un peu de douleur si l'on veut trop forcer le mouvement. Les mouvements volontaires sont presque nuls.

Cette même attitude vicieuse des trois derniers doigts donne un aspect caractéristique à la main. Les doigts ne se ferment dans la paume que d'une façon très incomplète, ce qui contrarie la préhension des objets. Les mouvements des phalanges sur le métacarpe sont très libres, ainsi que l'écartement des doigts les uns des autres.

Main gauche. — Même description que pour la main droite ; cependant, cette main marche d'un pas plus rapide vers la guérison. Les mouvements s'exécutent mieux ; les doigts se plient davantage vers la paume de la main ; mais l'attitude vicieuse de l'articulation phalangino-phalangienne existe au même degré. La paume, la face palmaire n'offrent plus qu'une rougeur peu accusée. Sur l'extrémité des doigts, quelques petites croûtes sèches, quelques petites lamelles très minces et très fines. Sur la surface unguéale, encore quelques petits exsudats dans l'épaisseur du derme. Au côté interne du médius et de l'index, sur la phalangine, petit espace de derme rouge, luisant, sec, dénudé de l'épiderme exfolié à la suite d'une bulle pemphigoïde.

Le 26. Pendant la nuit, sensation douloureuse à l'extrémité du nez. Ce matin, rougeur assez vive. On constate trois ou quatre petites vésico-pustules, plates, rondes, bien isolées, remplies d'un liquide jaunâtre. Le soir on en constate dix et douze, toujours à l'extrémité du lobule, rangées en cercle. Deux de ces vésico-pustules occupent le rebord antérieur de la narine gauche. Sous l'influence du glycérolé d'amidon, elles se dessèchent rapidement.

22 février. Bronchite légère, avec courbature, fièvre, etc. Disparition au bout de quelques jours.

1er mars. Le malade ressent depuis hier des douleurs dans les articulations des doigts, du poignet et du métacarpe de la main droite. Douleur plus vive, fulgurante par moments, au même membre supérieur droit, s'étendant de l'avant-bras, trois ou quatre centimètres au-dessus du poignet jusqu'à la face dorsale de la main, et de là s'irradiant aux doigts, surtout au médius et à l'annulaire. Sur ce trajet douloureux, rougeur vive, érythémateuse, de deux travers de doigts de largeur.

Trois jours après, toute douleur a disparu. L'éruption a fait place à une desquamation épidermique, qui donne à la surface cutanée un aspect rugueux. Légères démangeaisons. En même temps, nouvelle poussée aiguë de l'éruption des extrémités digitales.

16 mars. La *main gauche* offre une grande amélioration quant à l'éruption ; mais l'attitude vicieuse s'accentue, les phalangettes sont semi-ankylosées dans la flexion, sauf pour le pouce. Aux extrémités digitales, où l'éruption a été la plus vive, persistance d'une rougeur un peu violacée. Les ongles ne repousseront pas. La matrice et le pli reproducteur se continuent avec la peau des doigts et le derme sous-unguéal par une légère dépression qui dessine encore nettement la forme de l'ongle.

A *la main droite*, bien qu'améliorée l'éruption est toujours vive.

Aux deux mains, les reliefs musculaires des éminences thénar et hypothénar sont intacts. Nulle dépression dans les espaces interosseux. Relief normal des muscles de l'avant-bras.

Depuis quelques années, le malade observe un amaigrissement sensible, frappant pour les deux membres supérieurs, et cela surtout depuis son séjour à l'hôpital.

La sensibilité tactile et thermale reste intacte, sur les parties malades comme sur les parties saines.

Par moments, douleurs sourdes le long des doigts, sur le dos de la main.

Tous les muscles ont conservé leurs diverses actions, bien qu'un peu affaiblis dans leur force.

Nulle autre éruption sur d'autres points du corps. Nous avons signalé un eczéma survenant de temps à autre au niveau du sillon qui sépare les bourses de la cuisse.

Les ongles des doigts de pied sont remplacés par des lamelles cornées ne dépassant pas la pulpe.

Le malade est intelligent; les sens fonctionnent bien. Ni troubles de la vue, ni de l'ouïe. Parole nette, bien articulée, jamais de perte de connaissance.

Bruits cardiaques normaux. L'auscultation de la poitrine ne révèle aucun signe fâcheux. Les urines examinées au point de vue de l'albumine et du sucre donnent des signes négatifs.

15 avril. Sur la *main gauche*, rougeur persiste à l'extrémité des doigts. Le malade ne l'enveloppe plus et s'en sert autant que le lui permet l'attitude vicieuse.

A la *main droite*, sur le pouce et l'index l'éruption prend une teinte rétrograde. Les autres doigts sont encore le siège de desquamation et de suintement.

Aux deux mains, la peau où a siégé l'éruption est amincie, mais se laisse pincer, glisse avec facilité sur les surfaces sous-jacentes et laisse explorer les muscles et les os. On sent de très grosses extrémités articulaires, en comparaison du volume du corps des phalanges ; pas d'ostéophytes. Les plis articulaires sont moins accentués qu'à l'état ordinaire. Dans la paume de la main, sur les doigts, la peau est plissée. Quelques veines très développées sillonnent la face dorsale des doigts et de la main. Bonne santé à part cette affection devenue locale ; bon appétit, bon sommeil. Parfois, quelques maux de tête.

L'examen microscopique des poils de barbe, pris sur les plaques blanches signalées, que nous avons fait dans le laboratoire de M. Besnier avec notre ami M. Hennequin, interne des hôpitaux, a donné les résultats suivants. La substance corticale du poil est transparente, dépourvue de stries. La substance médullaire a disparu à l'extrémité; en rapprochant du bulbe pileux, elle reparaît par petits espaces séparés d'intervalles transparents. A mesure qu'on se rapproche davantage du bulbe, elle disparaît de nouveau. Les surfaces cutanées où ces poils sont implantés et auxquelles ils adhèrent fortement, offrent une teinte mate qui tranche sur la peau environnante plus pigmentée. Ces plaques pileuses, à aspect vitiligineux, sont survenues brusquement au moment de l'entrée du malade à l'hôpital. Ayant débuté par un espace restreint, elles s'accroissent de jour en jour.

Résumons brièvement les traits principaux de l'observation : En 1857, variole très discrète, suivie au bout de quelques semaines d'une éruption générale avec symptômes fébriles aigus, qui finit par se localiser aux mains. La persistance des lésions dans cette région engage le malade à venir à Paris, qui en 1858 entre dans le service de M. le professeur Hardy lequel aurait dénommé l'affection *Eczéma impétigineux*. Guérison après un séjour de neuf mois à l'hôpital et retour au pays. Au bout de sept ans, l'éruption réapparaît toujours localisée aux mains, et passe par des alternatives de poussées et de calme ; puis l'affection en arrive à un degré d'acuité tel que le malade revient à Paris et le 2 avril 1879 entre dans le service de M. Fournier. L'éruption se complique d'excroissances végétantes à l'extrémité terminale des doigts, plus un commencement d'attitude vicieuse. Ce nouveau séjour entraîne une nouvelle amélioration, les végétations disparaissent en s'affaissant, mais la déformation s'accentue de plus en plus, accompagnée d'une atrophie marquée de la peau où a siégé l'éruption, ainsi que des parties constituantes des doigts, avec chute irrémédiable de tous les ongles.

CHAPITRE III

DIAGNOSTIC

Dans l'étude du diagnostic nous examinerons successivement la nature de l'éruption cutanée, l'attitude vicieuse, les végétations, l'atrophie et la symétrie des lésions. Tous ces phénomènes sont autant de questions qui se posent à résoudre.

A. — *L'éruption cutanée.*

Quel est le genre de l'éruption ? Pour arriver à la solution, nous allons passer en revue les différentes affections cutanées sur lesquelles le cas actuel attire particulièrement l'attention.

L'eczéma impétigineux se caractérise par des vésico-pustules qui se rompent ou se résorbent en donnant lieu à des croûtes épaisses, inégales, rocheuses et d'une coloration jaune ou verdâtre. Sous ces croûtes, soit qu'on les enlève, soit qu'elles tombent spontanément, existe un derme rouge, pointillé, de la surface duquel on voit manifestement sourdre un liquide plastique, empesant le linge qui ne tarde pas à se transformer en nouvelles croûtes. L'eczéma impétigineux n'est en somme qu'un intermédiaire entre l'eczéma et l'impétigo. M. Hardy fait remarquer qu'il n'y a pas lieu de faire un genre à part de cette forme (1).

Ces croûtes jaunâtres, nous les avons observées chez notre homme, à l'extrémité des doigts, sur les surfaces unguéales. Dans la paume de la main, à la face palmaire des doigts, pas de croûtes, mais une desquamation épidermique, sous laquelle existe une surface rouge pointillée, humide et suintante surtout lorsque les mains sont enveloppées, offrant l'aspect des vieux eczémas chroniques rebelles. Dans ces régions, l'éruption perd son caractère impétigineux, et se rapproche plutôt de l'eczéma simple vésiculeux. Les petits exsudats puriformes, situés dans l'épaisseur du derme sous-unguéal et sous-épidermique de la face dorsale des phalangettes, sont spéciaux à l'eczéma manuale, où, grâce à l'épaisseur de l'épiderme l'exsudation s'accumule au-dessous pendant longtemps, ce qui favorise sa transformation en pus.

1() Hardy. Leçons sur les maladies de peau.

Nous avons noté dans l'observation que sur les parties latérales des doigts et dans la paume, cet épiderme se soulevait par larges plaques, donnant lieu à des bulles phlyctenoïdes, que l'on sait être particulière à l'eczéma des mains, où elles prennent naissance par l'agglomération d'un grand nombre de vésicules. Enfin l'éruption qui aujourd'hui a disparu sur certains points ne laisse derrière elle aucun vestige cicatriciel; c'est un derme rouge et aminci qui reste. Les démangeaisons ont été rares et jamais bien vives; dans les poussées aiguës, les surfaces éruptives étaient douloureuses.

Le cas actuel peut encore donner lieu à penser à différentes affections cutanées, mais il s'en distingue aisément.

Le pemphigus se caractérise par ses bulles volumineuses, ses squames humides et blanchâtres, foliacées, roulées sur leurs bords avec ulcérations superficielles, par sa marche et dénote le plus souvent un état général grave.

Dans le lichen agrius (eczéma lichénoïde), il se fait une éruption de vésicules et à côté se développent des papules qui donnent de la sécheresse et de la rudesse de la peau.

L'érythème vésiculeux, qui se limite à une partie du corps, se développe ordinairement après l'application de substances âcres.

Le lupus dans sa forme superficielle se limite aussi à certaines parties du corps, mais il se montre plutôt par placards isolés, avec une éruption rouge, violacée, dont les bords sont saillants ; et finit toujours par gagner en profondeur. Il appartient à la scrofule dans la plupart des cas ; Bazin le regarde comme étant toujours une scrofulide (1).

S'il est une lèpre anesthésique sans tubercules avec retrait atrophique de la peau, on la reconnaît à ses taches livides et brunâtres, et accompagnée de cette névrite des lépreux avec hyperesthésie suivie d'anesthésie. On ne la rencontre plus guère en France qu'aux embouchures du Rhône.

Pour le cas présent, nous pouvons en toute certitude éliminer ces diverses affections de la peau, et ne conserver que l'eczéma. En faveur d'une éruption eczémateuse, nous avons eu des vésico-pustules auxquelles ont succédé des croûtes épaisses, jaunâtres, une exsudation visqueuse contribuant à la formation de ces croûtes, et tous ces signes sur la surface unguéale, au pourtour des ongles. Sur la face palmaire des doigts et sur la paume de la main, de petits soulèvements épidermiques, une surface rouge et pointillée, donnant lieu à une desquamation plus fine. Nous avons encore la marche de l'éruption qui depuis vingt ans a été intermittente, c'est-à-dire avec poussées successives. Enfin, dans les commémoratifs nous avons le diagnostic de M. le professeur Hardy en 1878, d'eczéma impétigineux.

Nous sommes amené à conclure à un eczéma. Mais de quelle nature cet eczéma ? Sous quelle influence peut-il s'être produit ? C'est ce que nous allons examiner.

(1) Bazin. Leçons sur les affections cutanées arthritiques et dartreuses.

Causes de l'éruption. — Parmi les causes *extérieures*, nous ne voyons pas d'irritants capables d'avoir pu déterminer l'éruption. Ouvrier de ferme, le malade était exposé à toutes les intempéries des saisons ; il maniait les instruments du métier, tels que charrues, pelles, pioche, etc. Garçon de pharmacien pendant deux ans, il a bien manipulé quelques irritants pharmaceutiques, de l'huile de croton, des cantharides, etc. ; causes productrices des éruptions artificielles, mais chez notre homme, l'affection cutanée était bien antérieure à ce métier de circonstance qu'il n'a exercé que d'une façon passagère. Donc, rien de sérieux comme agent extérieur.

Viennent maintenant les *causes internes*. Deux courants d'opinion se trouvent en présence ; les uns considèrent les affections de la peau, comme l'expression d'une ou même plusieurs diathèses ; d'autres ne veulent y voir qu'une cause locale. Hebra fait peu de cas de la cause diathésique. Cependant pour le cas qui nous occupe en ce moment nous sommes amené à nous demander s'il n'y a pas une cause générale. Aussi suivrons-nous dans cette recherche l'opinion du grand dermatologiste français, Bazin. Pour cet auteur (1), quand une éruption n'est ni parasitaire, ni artificielle, elle est de cause interne, et ces causes diathésiques, sont la scrofule, l'arthritisme, la dartre ou herpétisme, la syphilis. M. Hardy ne trouve pas assez nets les caractères que Bazin assigne à chacune de ces diathèses, et n'admet que le vice dartreux. Si l'éruption, dit-il, offre des caractères différents chez tel ou tel

(1) Bazin. Traité de la scrofule.

individu, cela dépend du terrain ; si l'individu est rhumatisant ou goutteux, le rhumatisme et la goutte modifient ses caractères, elle n'en reste pas moins une dartre. Néanmoins, nous nous demanderons selon la théorie de Bazin si, dans le cas présent, nous avons affaire ou à de la scrofule, ou à de l'arthritisme, ou à de la dartre, ou à de la syphilis.

1° *Est-ce de la scrofule ?* Interrogeons les antécédents. Ce que nous constatons chez notre sujet, c'est que dans son extrême enfance il a eu un peu de gourme derrière les oreilles, et quelques ganglions inguinaux et cervicaux qui ont disparu et reparu à diverses époques. Et depuis l'âge de 10 ans, pas de nouveaux signes, santé parfaite. Nulle cicatrice, nulle trace sur quelque partie du corps. Passons aux caractères de l'éruption.

Si nous suivions la manière de voir de M. Hardy en matière de scrofulides, la question présente s'éluciderait avec facilité. Selon cet auteur, les scrofulides laissent toujours derrière elles des cicatrices ; l'eczéma scrofuleux n'existe pas. C'est aussi l'opinion de Hebra, qui nie l'existence d'une forme scrofuleuse d'eczéma. Il reconnaît son apparition chez les malades scrofuleux, mais à titre de simple coïncidence. Telle n'est pas l'opinion de Bazin qui divise les scrofulides en cutanées bénignes, superficielles, et en cutanées profondes malignes. Nous n'avons certes pas affaire à ces dernières, caractéristiques par leur marche ulcérative et destructive. Quand aux superficielles qui peuvent ne pas laisser de traces, Bazin les subdivise en érythémateuses, exsudatives, boutonneuses, et fait rentrer l'eczéma de nature scrofuleuse dans les exsudatives. C'est ce dernier cas qui nous occupe.

Chez notre malade, comme caractères spéciaux, nous constatons la localisation aux mains de l'éruption qui tout d'abord fut générale ; puis la ténacité et la persistance. Le travail inflammatoire a été essentiellement sécrétant aux extrémités digitales. Le prurit n'a pas été très violent. On a observé des vésico-pustules auxquelles ont succédé des squames épaisses sur la peau, crustacées sur les ongles. Tous ces caractères sont en faveur de l'eczéma scrofuleux ; pour qu'ils soient complets, ce qui leur manque c'est la coloration rouge foncée, violacée, vineuse des scrofulides, c'est la participation du tissu cellulaire à l'inflammation et le retentissement sur les ganglions lymphatiques du voisinage.

Les douleurs étaient assez vives au moment des poussées aiguës éruptives, avec réaction locale et générale, ce qui n'existe qu'à un faible degré dans la scrofule.

2° *Est-ce ae l'arthritisme ?* Nous guidant toujours sur les signes distinctifs établis par Bazin, nous notons des douleurs au niveau de quelques jointures au poignet, aux articulations métacarpiennes et phalangiennes ; d'autres douleurs, vives par moments, s'irradiant de la face dorsale de l'avant-bras au dos de la main sur le trajet desquelles est survenue une rougeur érythémateuse suivie d'une très fine desquamation épidermique, tous signes qui rangeraient le cas dans l'arthritisme rhumatismal,

De plus, dans l'arthritisme, l'éruption se limite, se déplace difficilement, offre des intervalles récidivants.

3° *Est-ce de l'herpétisme ?* Ici les signes sont moins accusés que pour les deux diathèses précédentes. Nous trouvons la symétrie, une sécrétion séreuse assez abondante à la surface de l'éruption ; le malade est assez sujet aux migraines, est un peu nerveux ; mais pas de démangeaisons vives.

Certes, nous avons été loin d'exposer tous les caractères décrits par Bazin à chaque diathèse ; nous ne nous sommes arrêté que sur ceux qui se rapportaient au cas. On peut juger, d'après cela, que M. Hardy avait certaines raisons de dire que ces trois causes constitutionnelles n'avaient pas des signes qui les distinguaient d'une façon nette.

4° La question de *syphilis* manque ici d'importance. Les antécédents, les signes qui pourraient la démasquer actuellement sont négatifs ; puis les syphilides sont des éruptions essentiellement indolentes, aprurigineuses, avec allure froide et aphlegmasique. Leur coloration d'un genre tout à fait spécial, pathognomonique, la teinte rouge sombre, rouge brun (teinte de jambon), ou bien rouge, mêlé de jaune (teinte cuivrée de Swediaur), leur forme cerclée, ou dérivée du cercle, les érosions et les ulcérations constatées sous les lésions pustulo-croûteuses les distinguent aisément (1).

Il nous reste à parler d'une *influence nerveuse* possible comme cause productrice de l'éruption actuelle. C'est une question à l'ordre du jour. Les progrès dans la con-

(1) Fournier. Leçons sur la syphilis, 1873.

naissance des maladies de la peau ont démontré que la distribution des nerfs cutanés joue le principal rôle dans la détermination de leur forme (comme par exemple on le remarque dans les cas d'herpès zoster, de variole et de syphilis), ce n'est pas une présomption très hardie de supposer que pour l'eczéma aussi c'est une innervation défectueuse qui joue le rôle le plus important dans sa production (1).

Tilbury Fox invoque le système nerveux, « an impressionable condition of nervous system or a lowering of nerve tone, » et rejette absolument la diathèse dartreuse. Cependant il lui concède un certain caractère inflammatoire « catarrhal inflammation ».

Ne nous étendons pas plus longuement sur ce sujet ; nous y reviendrons à propos de l'étude de la symétrie des lésions observées dans notre cas.

Conclusion. — Nous considérons le genre de l'éruption actuelle comme un *eczéma*. Quant à la nature, nous pencherons de préférence vers une arthritide.

B. — *L'attitude vicieuse.*

L'amincissement de la peau joint aux déformations auraient pu faire rentrer l'affection, soit dans la sclérodermie, soit dans le rhumatisme articulaire chronique progressif.

L'attitude vicieuse, si souvent la conséquence des ma-

(1) Hebra. Traité des maladies de la peau, trad. du Dr Doyon.

ladies du système nerveux central et périphérique, offre un rapprochement intéressant avec le fait présent, ainsi que certaines affections des extrémités. Nous les mettrons en parallèle.

1° *La scléroaermie* se distingue ou par une induration de la peau, ou un amincissement avec rétraction. Dans le premier cas, pas d'erreur possible ; mais l'amincissement de la peau, la déformation constatés dans notre fait rappellent la seconde forme où la peau est amincie, rétractée, et où, à la main, on croirait toucher un doigt enfermé dans un gant trop étroit. Tous les observateurs disent (1) : la peau ressemble à une cicatrice ; la peau est devenue trop courte, elle est lisse ; on ne peut ni la pincer ni la faire glisser sur les surfaces sous-jacentes. Les sillons, les rides, traces persistantes du mouvement ont disparu. Alors les mouvements articulaires sont gênés, ou des flexions s'opèrent dans le sens où se produit la rétraction ; tout mouvement en sens contraire devient impossible. La peau a sa coloration normale pour les uns ; pour les autres, elle sera comme de la cire blanche ou de la cire jaune. Des taches assez étendues, violettes ou grises, sans changement d'aspect à la pression, ou plus petites, plus rouges disparaissant sous le doigt ont été notées.

Après l'exposé de ces symptômes, examinons notre cas, où la peau est amincie, mais elle est plissée et ridée, et loin de se rétracter on peut la pincer, la faire glisser sur les surfaces sous-jacentes. Nous observons comme dans la sclérodermie un peu d'atrophie des phalanges, des ar-

(1) Th. de Millet, 1874.

thropathies, mais pas d'ulcération, pas de gangrène. Comme dans la sclérodermie, la marche s'effectue avec alternatives de guérison et de récidives ; les lésions sont symétriques ; la peau a gardé toutes ses fonctions, transpiration, sécrétion, sensibilité, etc.

Deux pièces du musée Saint-Louis ont attiré notre attention à propos de notre cas. Toutes deux appartiennent à la sclérodermie. L'une a été moulée sur un malade du service de M. Lallier, 1871. L'autre la même année sur une malade qui, inquiète de son sort, courait les différents hôpitaux de la capitale, et de passage alors dans le service de M. Guibout. M. Ball communiqua l'observation, le 10 juin 1871, à la Société de biologie. Les déformations sont caractéristiques ; nous demandons la permission de citer ce qui a trait aux mains, pensant qu'il n'est pas sans intérêt de la comparer à notre observation :

Hirsh Cons..., marchande de lingerie, née à Toul, célibataire, 47 ans, entrée à l'Hôtel-Dieu, salle Saint-Antoine, lit n° 30, le 16 mars 1871.

La malade a toujours constaté chez elle l'influence du froid : en plongeant les mains dans l'eau, l'extrémité des doigts devenait bleue, froide, insensible, et ne se réchauffait que difficilement.

En 1853, doigts gelés, et à partir de cette époque, elle a été plus sensible que jamais à l'action du froid.

En 1860, elle eut un procès qui lui causa des émotions vives et pénibles.

L'hiver suivant (1860-61), l'extrémité du doigt annulaire de la main droite est devenue le siège d'une plaque jaunâtre, dure et insensible ; il se formait une desquamation épidermique sans cesse répétée sur ce point ; en même temps, douleurs rhumatoïdes dans les bras et les jambes.

La plaque indurée est entrée en résolution au printemps de l'année suivante, mais vers le mois de mai 1861, le médius du même côté est pris des mêmes accidents, avec plus d'intensité. Des douleurs extrêmement vives se montrent sur les points envahis. Au bout de trois mois le doigt est revenu à l'état normal. L'hiver suivant, les deux mains ont été prises. Pendant l'été les doigts se guérissaient et tous les doigts ont fini par être envahis.

Il y a quatre ou cinq ans phénomènes analogues aux membres inférieurs.

Entrée à l'hôpital Saint-Eloi, à Montpellier, service de M. Bouisson (1). Amélioration. L'hiver suivant, retour des mêmes accidents à la main gauche, avec intensité plus grande de la maladie. A cette époque des déformations permanentes se manifestent. Auparavant les doigts revenaient à leur état normal après la cessation des phénomènes aigus.

Au mois de mai 1870, entre à l'hôpital israélite, service de M. Worms; y est restée trois mois.

Au mois de septembre à Saint-Louis, service de M. Guibout, M. Baretta moule ses mains.

Vers la fin d'octobre, service de M. Lailler: y est restée trois mois; y a été traitée par des bains sulfureux avec une certaine amélioration.

Entre à l'Hôtel-Dieu pour des accidents thoraciques. Etat des extrémités supérieures, au 21 mai, époque de son entrée: la maladie siège exclusivement aux phalanges; la troisième est la plus compromise; la deuxième est à peine touchée. Les extrémités des doigts sont blanches et froides; leur teinte a été jaunâtre au dire de la malade. L'extrémité des doigts ressemble à de la cire blanche; sur la deuxième phalange de chaque doigt, la teinte est jaunâtre et ressemble à de la cire vieillie. Le bout des doigts est crochu, renversé dans le sens de la flexion. Toutefois cette disposition est plus prononcée à l'index et à l'annulaire de chaque main qu'aux autres doigts; les pouces ont moins souffert et conservent leurs mouvements d'extension et de flexion. L'extrémité terminale du médius, surtout du côté gauche est comme atrophiée, et le doigt se termine en pointe conique. Les doigts ont subi une atrophie tant dans le sens de la longueur que de l'épaisseur; plus prononcée aux extrémités, ce qui leur donne une apparence effilée: le médius de chaque main est beaucoup plus atrophié que les autres.

(1) Compte rendu de la Société de biologie, 1872.

Les ongles des quatre doigts sont bossués, unciformes; les ongles des pouces ont conservé leur configuration normale. Toutes ces lésions sont *parfaitement symétriques*: les deux pouces se ressemblent, ainsi que les deux index, les deux médius, etc...

Sur divers points on rencontre les traces de petites ulcérations qui se développent de temps en temps, lorsqu'un des doigts entre dans une période aiguë de souffrance; le doigt alors rougit, se tuméfie et s'ulcère sur quelques points : puis au bout de quelques jours les phénomènes se calment et la maladie reprend sa marche chronique.

Ankylose complète aux quatre doigts des deux mains, de la trois-doigts sont très froides; au niveau du poignet le membre reprend sa température normale.

La peau est rude et raide au contact. La sensibilité est un peu diminuée aux extrémités, mais est loin d'être abolie. Les mouvements des articulations métacarpo-phalangiennes sont conservés, ainsi que les mouvements du pouce.

Pendant les crises aiguës, douleurs très vives que la malade compare aux douleurs d'une brûlure avec élancements. Dans la période chronique, la malade éprouve une sensation de malaise, de gêne, avec des fourmillements pénibles, mais sans douleur aiguë.

Aux extrémités inférieures, les accidents sont infiniment moins prononcés, quelques ulcérations. Jamais les orteils ne sont devenus jaunes et durs comme les doigts de la main.

Il n'a jamais existé sur aucun autre point du corps de lésions analogues à celle que présente la peau des doigts. Sur le front, la malade porte des taches qui seraient le masque de la grossesse. Elle a eu un enfant à 30 ans.

Le 17 mai, crise aiguë aux troisième, quatrième et cinquième doigts de la main droite; l'annulaire est surtout pris : rougeur, tuméfaction, douleur, avec une petite ulcération, siégeant au bord interne de la main, au niveau de la face dorsale de la dernière articulation phalangienne. Pas de fièvre, ni de phénomènes de réaction.

M. Charcot n'a pas hésité à en faire de la scléro–

dermie, malgré cette limitation rare de l'affection aux extrémités supérieures et inférieures.

M. Dumontpallier pensait plutôt que le cas se rapprochait de l'asphyxie locale des extrémités.

Ce qui nous l'a fait comparer au cas présent, ce sont les douleurs rhumatoïdes, la localisation aux extrémités, les déformations permanentes, la desquamation épidermique, le degré d'atrophie avec terminaison en pointe effilée des doigts, enfin la même marche avec intervalles récidivants. Mais nous ne constatons aucun des caractères de la peau sclérodermiée dans notre observation.

2° *Rhumatisme articulaire chronique progressif.* — L'attitude vicieuse dans notre cas se caractérise ainsi : flexion de la phalangette sur la phalangine à tous les doigts. Aux trois derniers doigts la phalangine est dans l'extension sur la phalange qui elle même est dans la flexion sur le métacarpe. Mais, comme nous l'avons détaillé dans l'observation, ces flexions et ces extensions sont modifiées suivant les mouvements volontaires ou les mouvements communiqués.

M. Charcot décrit deux types de déformations dans le rhumatisme chronique progressif. Le premier type, le seul qui nous intéresse ici, est caractérisé de la sorte :

Flexion à angle obtus droit ou même aigu de la phalangette sur la phalangine.

Extension de la phalangine sur la phalange.

Flexion de la phalange sur le métarcape.

Flexion à angle plus ou moins obtus des métacarpiens et du carpe sur les os de l'avant-bras (1).

(1) Charcot. Leçons sur les maladies des vieillards.

Chez notre sujet les trois derniers doigts répondent à ce type de déformation, ce qui pouvait faire naître l'idée d'un rhumatisme articulaire chronique progressif. Mais le malade est âgé de 40 ans, c'est encore jeune pour un rhumatisme de ce genre. On en observe cependant des cas chez les adultes. De plus cette affection est particulièrement fréquente chez les femmes; les observations sont nombreuses à la Salpêtrière, et en revanche très rares à Bicêtre, hospice de vieillards masculins.

Parmi les symptômes,us nous avons eu des douleurs au niveau de quelques jointures, s'irradiant sur les doigts, sur le dos de la main et de l'avant-bras. Elles ne sont pas permanentes; elles sont revenues par intervalles. Dans le rhumatisme chronique au contraire, au degré où en est aujourd'hui l'attitude vicieuse, les douleurs se seraient établies en permanence. Nous ne nieront pourtant point que ces douleurs dénotent chez notre sujet un certain degré de rhumatisme ou d'arthritis, mais bien différent du rhumatisme chronique progressif. Dans ce dernier les lésions sont le plus souvent symétriques, débutent par quelques accidents subaigus, sans troubles généraux, lentement, progressivement, avec une apparente et perfide bénignité (ce qui a eu lieu dans notre cas); mais les articulations ne se prennent pas toutes à la fois, avec une égale intensité. Le médius d'une main se prend, celui de l'autre main se prend à son tour; c'est un envahissement successif, progressif des jointures, tandis que chez notre homme les articulations qui aujourd'hui sont affectées, sont parvenues toutes simultanément, à la fois, au degré de déformation où elles en sont. Dans le rhumatisme chronique il se produit des épaississements de la synoviale et du tissu sous-séreux qui limitent les mouvement des doigts ; les muscles se rétractent spasmodiquement, entraînant la déformation au point qu'il est impossible de redresser l'articulation, ou du moins qu'on y arrive avec beaucoup de difficulté ; puis, à la longue, la déformation va croissant, les doigts se dévient de côté, vont jusqu'à se fermer complètement dans la paume de la main.

Nous ne pouvons certainement pas ranger le cas dans le rhumatisme chronique, malgré les apparentes relations que paraît lui donner la déformation ; il se rapproche plutôt du rhumatisme simple, ce dont nous nous sommes expliqué en parlant de l'arthritisme.

M. Vidal décrit une forme atrophique où la peau est lisse, tendue comme un gant, amincie, collée sur les os ; les plis articulaires et même les plus petits plis ont disparu. La tension, l'inextensibilité et l'adhérence aux tissus sous-jacents sont parfois si marqués que sur les doigts on ne peut pincer les parties molles. L'ongle se continue sans aucune ligne de démarcation avec la peau, l'épiderme ne forme pas de replis. C'est une véritable sclérodermie, comme le fait remarquer M. Charcot. Donc, inutile d'insister davantage sur cette forme.

En 1863, sous le titre d'affection irrégulière et non décrite des doigts et des mains, le Dr Mirault (d'Angers) fit part à M. Verneuil de l'observation d'une malade au sujet de laquelle ce dernier soutint une longue discussion devant la Société de chirurgie (1). Nous donnons de courts détails sur ce fait intéressant.

(1) Gaz. hebd., nos 8 et 9, février 1863.

Il s'agit d'une femme qui en 1846 eut tout d'abord un doigt affecté isolément, l'*annulaire de la main droite* ; des douleurs violentes s'y fixent, localisées d'abord dans les articulations, puis répandues dans tout le petit membre. Bientôt apparaissent de la raideur, de l'immobilité avec de la rougeur et de la tuméfaction ; puis à la racine du doigt un sillon circulaire. Normal à l'extrémité, le doigt à partir de la dernière articulation phalangienne augmente progressivement de volume, jusqu'au sillon circulaire de la base, ce qui lui donne une forme conique.

En 1848, le doigt voisin, c'est-à-dire *le médius*, est envahi à son tour.

En 1850, un ulcère superficiel se montre à l'avant-bras et sur le dos de la main. M. Mirault est obligé de faire l'amputation du premier doigt envahi. Sur la plaie d'amputation se forme un ulcère qui se recouvre d'un dépôt pseudo-membraneux, et la cicatrisation se fait attendre longuement après des douleurs atroces.

En 1853, Marie Aubry, vaincue par la douleur, réclame d'elle-même une nouvelle mutilation, c'est-à-dire du deuxième envahi, du médius. La plaie d'amputation met deux ans à se cicatriser.

Tout semblait mené à bonne fin, lorsqu'en 1856 le *médius* de la *main gauche* se prend et oblige M. Mirault à l'amputation.

En 1857, c'est le tour de l'*annulaire* de la même main. Les symptômes quoique fort analogues aux précédents n'en acquirent pas la gravité.

En 1859, l'affection retourne à la *main droite* et sévit sur l'*indicateur* : elle suivit les mêmes phases des doigts précédents avec tant d'opiniâtreté qu'il fallut l'amputer le 3 avril 1862.

De nombreux traitements restèrent sans effet : arsenic, iodure de potassium, mercure, purgatifs répetés, bains sulfureux, bains locaux.

Le 20 décembre 1863, M. Mirault envoie une nouvelle note. Le *petit doigt de la main droite* est pris. Une éruption s'est produite sur le dos du métacarpe et revêt le caractère d'*eczéma impétigineux*.

Après sa discussion, M. Verneuil conclut à une affection de nature rhumatismale. Pour les ulcérations de l'avant-bras et du dos de la main qu ont été précédées de bulles, il les compare aux bulles du *pemphigus chronique arthritique* de Bazin.

Ce fait n'a que peu d'analogie avec le nôtre; les traits principaux de similitude sont le caractère des éruptions cutanées, eczéma impétigineux et bulles pemphigoïdes, plus des symptômes de rhumatisme.

3° *Parallèle avec l'attitude vicieuse des maladies du système nerveux central et périphérique.* — La *paralysie agitante* à sa période avancée donne lieu à des déformations des mains, caractérisées par une suite de flexions et d'extensions alternatives, de manière à rappeler jusqu'à s'y méprendre les types du rhumatisme chronique progressif. Dans l'attitude vicieuse due à cette paralysie, la plupart du temps le pouce et l'index sont allongés et rapprochés l'un de l'autre, comme pour tenir une plume à écrire; les doigts médiocrement inclinés vers la paume de la main sont déviés en masse vers le bord cubital (1). On n'observe ni tuméfaction, ni rigidité articulaire comme dans le rhumatisme chronique.

L'*atrophie musculaire progressive* a sa déformation variable selon les muscles atteints. L'atrophie débute le plus souvent par un espace interosseux, pour gagner tous les autres espaces, par les éminences thénar et hypothénar. Et, quand le mal est à son apogée, on a la griffe dite des interosseux : la première phalange se met dans l'extension forcée, les deux dernières dans la flexion; de plus, le pouce se place sur le même rang des autres

(1) Charcot. Leçons sur les maladies du système nerveux, recueillies pai urBoneville, t. I.

doigts, il n'est plus opposant; on le désigne sous le nom de pouce du singe.

Dans la *paralysie saturnine*, très généralement les membres similaires sont atteints à la fois et à peu près également. Cette espèce de paralysie a sa préférence marquée pour les muscles extenseurs du membre supérieur. Les doigts sont fléchis à angle droit dans leurs articulations métacarpo-phalangienne, fortement fléchis aussi dans l'articulation phalangino-phalangienne, mais la dernière phalange est à peine inclinée sur la deuxième et dans les efforts de flexion ne se fléchit pas davantage. La main ne peut se fermer complètement. Le poignet se fléchit presque à angle droit sur l'avant-bras; les mouvements d'adduction, d'abduction, d'extension sont devenus impossibles (1). Quand la paralysie date de loin, la main s'amaigrit, les muscles paralysés s'émacient, les éminences thénar et hypothénar s'affaissent. Telle est l'attitude vicieuse de la main des saturnins, due à la paralysie des extenseurs.

Nous ne ferons que signaler les contractures tardives des *vieux hémiplégiques*, soit que cette hémiplégie succède à une tumeur ou une atrophie cérébrale. L'*unilatéralité* est la caractéristique de ces déformations.

Dans la *pachyméningite cervicale hypertrophique* décrite par M. Charcot, il se produit une véritable atrophie musculaire, d'abord des interosseux et lombricaux, ensuite des fléchisseurs et des pronateurs; de sorte qu'on observe la main en griffe des interosseux.

La *contracture hystérique permanente* liée à une maladie grave, la tétanie donnent lieu à des attitudes vicieuses

(1) Duchenne (de Boulogne). De l'électrisation localisée, 1861.

des doigts et des mains. Notons celles de la section du *nerf cubital* (griffe cubitale), des nerfs *médians* et *radiaux*; de la paralysie *radiale a frigore*.

La comparaison de notre fait à ces diverses déformations ne manque pas d'intérêt, surtout au point de vue du mécanisme de la déformation et de la symétrie que nous allons bientôt étudier.

Par curiosité, mettons en regard quelques affections locales des mains pour quelques-unes d'entre elles survenant sous différentes causes et qu'on rattache à une influence nerveuse.

L'*asphyxie locale* des extrémités, qui débute par une pâleur locale des doigts, une cyanose qui aboutit au sphacèle sec et à la chute des parties gangrenées. L'attitude vicieuse des doigts qui peut survenir dans cette affection se rattache à des cicatrices consécutives à la chute des parties mortifiées. La symétrie donne un cachet spécial; elle est telle, dit M. Raynaud, que lorsqu'un seul doigt est affecté d'un côté, son congénère l'est aussi du côté opposé et presque toujours à peu près au même degré.

La rétraction de l'*aponévrose palmaire*, décrite pour la première fois par Dupuytren, affecte de préférence les trois dernières phalanges; des callosités, des durillons se forment au niveau des phalanges et donnent lieu à des cordes dures traversant la face palmaire des doigts et la paume de la main. La première phalange se fléchit sur le métacarpe; la flexion se prononce surtout pour la deuxième phalange qui forme avec la première un angle droit; la troisième, normale, subit rarement les influences de la maladie. L'index ne se prend que très tard et le pouce est rarement atteint. Plus tard tous les doigts se rétractent, la paume de la main est complètement déformée; la rétraction peut aller jusqu'à luxer les phalanges.

Dans l'*acrodynie*, maladie décrite par Chardon pour la première fois, les mains se prennent d'un gonflement avec érythème. Alibert la dénommait *érythème épidémique*.

La *pellagre* se dispose symétriquement. C'est une maladie générale, dit Grisolle, spécialement caractérisée par une éruption cutanée érythémateuse d'abord, puis vésiculeuse et pustuleuse, se manifestant d'une façon constante sur le dos des mains, accompagnée de troubles divers du côté du système nerveux et du tube digestif, et se terminant presque toujours par la mort. La teinte de l'éruption est rosée et sans la moindre saillie (Gintrac); à la fin, l'épiderme se sèche, se fendille, se gerce. La desquamation s'opère par de larges lamelles; la peau présente une certaine densité : on dirait du parchemin couvert d'une mince couche de vernis.

Notre cas mettait encore en mémoire quelques déformations exotiques, telles que le *Ngerengere* des Nouveaux-Zélandais, affection qui débute par les extrémités, et dans laquelle on signale des ulcérations par places, recouvertes de squames nombreuses psoriasiques, donnant parfois l'aspect de l'ichthyose. Les phalanges se déforment, tombent, les doigts disparaissent. (Renseignements du Dr Thompson) (1).

4° *Mode de production de la déformation actuelle.* — Lorsque les membres supérieurs sont au repos, les mains se mettent naturellement en pronation par leur propre poids, tous les doigts sont légèrement fléchis vers la face

(1) Th. de Beauregard, 1875.

palmaire. C'est là position des mains dans leur attitude normale. Or, c'est dans cette position de repos constant que le malade les a continuellement tenues depuis l'époque lointaine du début de l'affection.

La phalangette est dans la flexion sur la phalangine; les mouvements de flexion et d'extension en sont très limités, et aux petits doigts l'ankylose est presque complète. Nous pensons qu'il est rationnel d'expliquer ces semi-ankyloses par un certain degré d'inflammation, puis par le repos prolongé. Un des caractères particuliers de l'eczéma articulorum est de diminuer la mobilité des jointures atteintes; le malade en général les tient légèrement fléchies, et souvent c'est aux vives douleurs qu'on doit de ne pouvoir les allonger. Que l'éruption vienne à passer à l'état chronique, les mouvements se limiteront de plus en plus, et la douleur ne pourra plus être mise en cause.

Mais comment expliquerons nous cette déformation de l'articulation phalangino-phalangienne qui consiste en ce que la phalangine reste dans l'extension sur la phalange, de manière à déterminer un angle obtus ouvert du côté de la face dorsale, et cela pour les trois derniers doigts. La laxité des ligaments n'y est pas étrangère. Nul doute qu'ils soient élongés, et ce qui le prouve, c'est le degré de dislocation de l'article. Après avoir amené la phalangine dans la flexion à peu près ordinaire, on la ramène dans l'extension outre mesure sur la phalange (ce qui dans le cas constitue l'attitude vicieuse), et sans faire éprouver la moindre douleur au malade.

Les déformations des extrémités articulaires pourraient

être également mises en cause; par le palper nous n'avons point constaté qu'elles fussent notables.

Enfin, n'y aurait-il pas prédominance d'action de quelques muscles ? L'attitude normale des doigts et de la main n'est que le résultat des forces toniques des muscles antagonistes. Un muscle vient-il à s'atrophier, immédiatement la force tonique de son antagoniste prédomine, et produit pendant le repos musculaire une attitude anormale. Or, quelles sont les diverses actions des muscles moteurs de la main. D'après ses expériences, Duchenne (de Boulogne) a pu établir que :

1° Les fléchisseurs réels des premières phalanges sont les interosseux et les lombricaux.

2° Les extenseurs réels des deux dernières phalanges sont les interosseux et les lombricaux.

3° L'action des extenseurs communs et propres portent surtout sur les premières phalanges.

4° L'action des fléchisseurs, sublime et profond, ne porte réellement que sur les deux dernières.

Examinons l'espèce de déformation qui nous occupe en ce moment, l'extension outre mesure de la phalange à l'état de repos ferait supposer une prédominance d'action des extenseurs des deuxièmes phalanges, c'est-à-dire des interosseux et lombricaux. Ils auraient une influence prépondérante sur leurs antagonistes, les fléchisseurs sublime et profond; et cette différence de force entre ces extenseurs et ces fléchisseurs est d'autant plus rationnelle à admettre que, comme nous venons de le faire remarquer, les mains sont depuis longtemps dans le repos prolongé. Ce défaut de fonctionnement peut fort bien avoir amené dans certains muscles un degré de faiblesse relative. C'est un axiome bien ancien que les organes qui ne fonctionnent pas s'atrophient. Nous ajouterons de plus l'influence de troubles trophiques, dont nous parlerons bientôt en étudiant la symétrie de l'affection actuelle.

Considérons la griffe des interosseux, la griffe cubitale et les diverses attitudes vicieuses dans certaines maladies du système nerveux ; elles sont dues à une faiblesse, à une paralysie de quelques muscles qui entraînent une rupture de l'équilibre entre les forces toniques des muscles antagonistes.

Nous aurions pu invoquer la contracture musculaire ; mais nous ne l'avons pas constatée. On sait que M. Charcot rapporte les déformations du rhumatisme chronique progressif à des contractures spasmodiques réflexes dont le point de départ serait dans la jointure affectée.

Conclusion. — L'attitude vicieuse actuelle ne peut faire rentrer le cas, ni dans la sclérodermie, ni dans le rhumatisme chronique progressif. Elle est comparable aux diverses déformations auxquelles donnent lieu les affections du système nerveux central et périphérique. La flexion des phalangettes doit être attribuée à l'inflammation chronique et au repos prolongé ; quant à l'extension des phalangines, nous pensons pouvoir l'attribuer à l'élongation des ligaments et à une prépondérance des muscles extenseurs, les interosseux et lombricaux.

C. — *Les végétations.*

Les excroissances sont similaires aux deux mains. Ayant débuté par une petite éminence granulée, elles se sont élevées par une superposition de nouvelles petites granulations se surajoutant et ont progressé par une véritable végétation. A surface rouge framboisée, lobulée, suintante, douloureuse, se couvrant de squames minces brunâtres, elles ont présenté le même aspect que l'éruption. Leur évolution s'est accomplie en sept ou huit mois, au bout desquels elles se sont affaissées sans offrir la moindre ulcération. Aujourd'hui les traces en sont à peine visibles et ne présentent en rien le vestige de la cicatrice.

Ces végétations rappellent de tout point le *frambœsia*, nom introduit pour la première fois dans la littérature médicale par Sauvages, qui le décrit ainsi : *fungi coloris rosei, vel pallidè rubri granulosi; seu papillis exasperati, muco ruffescente continuo madidi, nulli ulceri, sed cuti adhærentes*. Ce sont des excroissances cutanées, framboisées, contagieuses, endémiques dans certains pays, curables par le mercure, dit Sauvages, mais qui doivent être distinguées de la syphilis.

C'est en somme une maladie exotique qu'on ne connaît que par les médecins et les voyageurs qui l'ont observée en Guinée, sur les côtes de l'Afrique ou aux Indes occidentales et qui l'ont décrite sous les noms de *Yaws* (nom africain de la framboise) et de *Pian* (mûre).

D'après les relations du Dr Winterbottam et du Dr Schilling, le yaws apparaît sous forme d'excroissances rouges, papillaires, fendillées, présentant le volume et l'aspect d'une petite framboise ou d'une mûre, qui surviennent sur diverses parties du corps. Elles sont très douloureuses et cette maladie ne se présente qu'une fois chez le même individu. Arrivées à leur maximum, plusieurs excroissances se réunissent, s'ulcèrent et donnent naissance à une excroissance plus considérable désignée sous le nom de mère pian (*mama Pian*), parce que tous les nègres croient que tous les maux secondaires qui souillent la peau jaillissent de cette source impure, c'est-à-dire de la surface de cet ulcère. Le frambœsia peut se communiquer par l'usage de la même cuiller, par un baiser, et par le coït quand les végétations siègent aux parties génitales, auquel cas la maladie est souvent prise à tort pour de la syphilis (1).

Alibert décrit le frambœsia sous les noms de pian ruboïde (frambœsia batinöides) et de pian fongöide (fr. mycoïdes (2). C'est une maladie, dit-il, née au milieu des sables brûlants de l'Afrique, sur les rives du Sénégal, et dans l'air impur de la Guinée ; elle est le triste apanage des noirs habitants de la zone torride. Les nègres de la Guinée l'appellent Gattao. Le *sibbens* ou *siwens* écossais n'est autre chose que le pian ruboïde.

« Quand le pian ruboïde commence à se manifester, on aperçoit d'abord sur la peau une maculature, une tache, à laquelle succèdent bientôt des végétations ou éminences qui par leur aspect simulent des framboises ou des mûres. »

(1) Hébra. Loc. cit., t. II.

(2) Alibert. Traité théorique et pratique des maladies de la peau, 1822.

Le pian est contagieux. Le Dr Valentin rapporte que toute la famille de M. Grec, habitant de la paroisse Sainte-Marie de l'île de la Martinique, contracta cette maladie. Une négresse qui portait habituellement l'enfant fréquentait des personnes infectées par ce virus pianique. Mme Grec le gagna bientôt de son enfant qu'elle allaitait, et la maladie se propagea rapidement dans toute la maison.

Alibert rapporte la maladie à la mauvaise alimentation des nègres de la Guinée ; la plupart se nourrissent de crabes, d'araignées de mer, dont ils font des hachis informes, en y ajoutant à l'excès du poivre noir. On les voit dévorer la viande gâtée des rats, des serpents, des crocodiles ; la plupart vivent de sauterelles. Ils vont ensuite étancher leur soif dans l'eau impure et croupissante des lacs, et se livrent continuellement à leur impulsion pour les boissons spiritueuses et fermentées.

Nous n'avons certes pas l'intention de ranger les végétations de notre malade parmi les pians ruboïdes. Nous pourrons cependant les regarder comme du frambœsia, car aujourd'hui on s'accorde généralement à appeler du nom de frambœsia toute excroissance végétante papillaire, quelque maladie qu'elle accompagne.

Elles ressemblent à certaines syphilides papulo-hypertrophiques, qui se développent de préférence aux régions génitales, avec « une surface rosée, d'un rouge assez clair. Elles sont grenues, inégales, mûriformes, fendillées, souvent parcourues par des vallonements. » (Fournier.) Nous nous sommes déjà expliqué sur la question de syphilis, dont elles ne seraient du reste qu'un accident purement local, dépendant de l'irritation produite par les fluides spécifiques. Lagneau, Cazenave, Ricord s'accordent sur ce point pour admettre le développement des végétations sous l'influence de l'irritation simple. Elles proviennent de la malpropreté et du manque de soins hygiéniques des vénériens.

Sur les scrofulides ulcérées on voit souvent se développer des papilles cutanées, saillantes et grosses avec granulations rouges ; mais elles sont fongueuses, baignées d'une suppuration ichoreuse et infecte, et finissent toujours par l'ulcération.

Conclusion. — Nous regarderons les végétations actuelles comme dues à une irritation locale, sous l'influence de laquelle il s'est produit une abondante formation nouvelle de tissu cellulaire et de vaisseaux, et enfin un développement papillaire de la peau, soit que cette irritation soit l'effet du défaut de propreté lors de l'entrée du malade à l'hôpital, ou de traitements contraires, ou encore simplement de l'inflammation chronique eczémateuse.

Nous rapporterons une observation de pian ruboïde, le seul qu'il a été donné à Alibert d'observer, non sur un homme de la race nègre, mais de la race blanche. C'est sur la personne de G. Bartos, batteur de blé, âgé de 30 ans, originaire de la Hongrie (1).

Cet homme était d'une haute stature, d'une habitude de corps sèche et maigre. Il assura que ses parents avaient toujours été sains; il se rappelait lui-même avoir eu la petite vérole dans son enfance. A 15 ans il entra au service militaire où il resta jusqu'à 18. Alors il déserta et passa en France pour y subsister à l'aide de son travail. Il s'y maria quelque temps après avec une jeune fille, très fraîche et très bien portante. Il vivait dans la plus austère sa-

(1) Alibert. Loc. cit.

gesse, lorsque tout à coup, sans cause connue, tant sur la lèvre supérieure que sur le sommet de la tête, parurent trois boutons pustuleux accompagnés d'une démangeaison assez vive. Un chirurgien de la campagne appliqua sur ces boutons les feuilles d'une plante dont le malade ne put dire le nom. Cette affection fit des progrès rapides en très peu de temps, soit d'elle-même, soit qu'elle fut provoquée par des grattages fréquents que déterminait un prurit intolérable. Désespéré, il entra à l'hôpital Saint-Louis, et il était alors dans un état déplorable; tout son cuir chevelu était gonflé, tuméfié et recouvert de tumeurs fongueuses, sillonnées dans tous les sens, composées d'une agglomération de grains ou lobules qui leur donnaient l'aspect de bourgeons, ou plutôt *framboises symétriquement arrangées* les unes à côté des autres. Il découlait de ces tumeurs une matière sanieuse et fétide, se condensant en croûtes lesquelles marquaient un peu la forme des végétations. Même disposition au pubis et aux organes génitaux. Les oreilles ne tardèrent point à être attaquées. Leur surface était enflammée, rouge et comme grenue; elles fournissaient un écoulement assez abondant qui se supprimait par intervalles. La membrane muqueuse des fosses nasales donnait surtout une grande quantité de mucosités épaisses. La région mastoïdienne gauche et la partie postérieure du pavillon de l'oreille étaient affectées d'un gonflement inflammatoire.

Tous les remèdes employés en pareil cas, le mercure en particulier, furent mis à contribution; mais ce fut en vain.

Après six mois de souffrances, la position de Georges Bartos empira singulièrement; il tomba dans le marasme et fut pris d'une diarrhée colliquative à laquelle il succomba.

Cette observation caractérise le pian ruboïde. Comme analogie avec notre cas, nous y trouvons des framboises symétriquement arrangées les unes à côté des autres; mais rien de plus.

D. — *Symétrie de l'affection.*

Le caractère symétrique des lésions actuelles trouverait une explication rationnelle par une participation du système nerveux. Considérons les faits, et d'abord l'éruption eczémateuse. Un eczéma peut-il relever d'une influence primitive des nerfs ? Cette influence est presque démontrée aujourd'hui pour certaines affections cutanées, mais c'est seulement sur des troubles de sensibilité, sur la disposition topographique, sur quelques circonstances étiologiques que l'on s'appuie pour établir une origine nerveuse.

M. Arnozan déclare dans sa thèse récente d'agrégation que les lésions anatomiques du système nerveux font défaut (1). Il note cependant que M. Déjerine a signalé la dégénérescence des branches nerveuses cutanées au niveau des bulles de pemphigus, et M. Leloir autour des pustules d'ecthyma. M. Colomiatti (2), qui procède dans ses recherches en enlevant sur des eczémateux de petits morceaux de peau, a constamment trouvé des fibres nerveuses altérées, même dans la période la plus précoce de l'eczéma aigu. Après guérison partielle ou complète, il a pu constater la régénération des fibres nerveuses par le processus ordinaire ; mais chez les individus qui restaient

(1) Arnozan. Des troubles trophiques dans les lésions du système nerveux.

(2) Colomiatti. Annales de dermatologie, 20 janvier 1880.

cliniquement menacés d'une récidive prochaine, cette régénération n'existe que sur quelques faisceaux nerveux.

Dans son traité des lésions des nerfs Weir-Mitchell donne des observations où, à la suite de blessures intéressant un nerf, sont survenues des éruptions eczémateuses sur la région correspondante. Nous dirons que l'auteur américain n'attribue pas au mot eczéma le sens restreint qu'on lui applique en dermatologie, mais désigne ainsi l'ensemble des affections vésiculeuses et bulleuses qui compliquent les affections des nerfs, ce qui diminue l'importance de ses observations pour le sujet.

M. Brouardel a communiqué à M. Arnozan le résumé de l'observation suivante : homme de 60 ans n'ayant jamais eu d'eczéma. Violente contusion de l'épaule. Douleurs irradiées le long du bras, quarante heures après l'accident, apparition d'un eczéma, limité au trajet du nerf radial, devenant rapidement confluent et guérissant en quinze jours sans récidive ultérieure.

En 1878, le Dr Marcani a trouvé chez un malade mort de pleuro-pneumonie au cours d'un *eczéma généralisé* des lésions du grand sympathique. Voici le résumé de son observation (1) :

Conducteur de bestiaux, 72 ans, eczéma limité à la face qui ne tarda pas à se généraliser. Trois mois après, mort de pleuro-pneumonie. Autopsie, outre altération de la peau, lésions du ganglion cervical supérieur et du ganglion cœliaque. Hypérémie visible à l'œil nu, prolifération abondante de noyaux dans le tissu conjonctif, gon-

(1) Extrait du Giornale italiano delle malattie veneree et della pelle, juin 1878.

flement trouble des cellules nerveuses aplaties et déformées par la pression latérale des masses nucléaires; pigmentation rougeâtre des espaces intercellulaires. La moelle, les racines nerveuses et les ganglions spinaux paraissent très sains.

M. Marcacci fait remarquer que son observation est la première dans laquelle cette altération du nerf sympathique dans une dermatose ait été signalée.

Dans ses expériences, M. Vulpian n'a jamais vu des éruptions se manifester chez les animaux auxquels on aurait enlevé les ganglions et les filets sympathiques.

Si maintenant nous revenons à notre fait, nous n'avons point d'examen histologique à l'appui d'une influence nerveuse. Nous ne pouvons qu'invoquer différents symptômes, parmi lesquels la symétrie. Comment en effet expliquer cette bilatéralité d'une façon plus rationnelle que par une perturbation trophique. « Deux nerfs d'une même paire sympathisent entre eux, a dit Bichat » et comment sympathisent-ils si ce n'est par l'axe commun, d'où ils émanent, l'axe cérébro-spinal.

On commence aujourd'hui à pouvoir expliquer les phénomènes intimes de la nutrition d'une façon satisfaisante. Deux théories principales sont en présence pour les expliquer, car on laisse un peu dans l'ombre, *l'irritabilité* et les *irritants* de Virchow, qui ne font que remplacer le principe vital des vitalistes, ou l'âme immatérielle de Stahl et des animistes. Ces deux théories sont, l'une édifiée par Cl. Bernard et défendue par Robin, théorie vaso-motrice; l'autre proposée par Samuel, théorie des nerfs trophiques. Dans la première, les nerfs règlent par l'action alternative des vaso-constricteurs et des vaso-dilatateurs la quantité de sang mise au service des éléments anatomiques. Dans la deuxième, un système de nerfs trophiques excite les éléments anatomiques à se nourrir, les provoque comme les nerf moteurs provoquent la fibre musculaire à la contraction,

M. Arnozan indique que la théorie vaso-motrice n'explique qu'une partie des phénomènes dans les lésions de nutrition, car souvent, dit il, des lésions trophiques surviennent sur des points où il n'y a pas de troubles vaso-moteurs apparents. C'est ce qu'avait compris Samuel et, en 1860, il décrivit un système de nerfs spécialement chargés de régler la nutrition des tissus par leur fonctionnement normal, les lésions trophiques par leur destruction ou leur irritation. Mais il y a de nombreux contradicteurs, Samuel n'a pas vu le scalpel à la main les nerfs qu'il décrivit, et plus tard lui même n'admit plus leur existence qu'avec restriction.

Ce que l'on sait, c'est que pour que la nutrition des fibres des nerfs périphériques se fasse d'une façon régulière, il faut qu'elles soient en connexion avec les cellules des centres nerveux. Les fibres nerveuses motrices doivent être pour leur fonctionnement régulier en communication avec les cellules des cornes antérieures, les fibres sensitives avec les cellules des ganglions intervertébraux (expériences de Waller). Pour Samuel, les nerfs trophiques suivaient les nerfs ordinaires dans les filets desquels ils se trouvent confondus. Leur origine se trouverait dans les ganglions spinaux, ou pour les nerfs crâniens dans les ganglions du trijumeau, du pneumogastrique et du glosso-pharyngien (centres trophiques).

D'autre part, avec la théorie vaso-motrice, pour que

la nutrition d'une région se fasse d'une façon régulière, il faut que les nerfs qui l'innervent soient en relation avec leurs centres vaso-moteurs. Et d'après les expériences de Brown-Séquard en 1858, et plus tard de celles de Vulpian, il est démontré que ces centres vaso-moteurs sont échelonnés le long de l'axe cérébro-spinal, contrairement à ce qu'avait avancé Schiff, en admettant un centre vaso-moteur unique, situé dans la moelle allongée (1).

En outre, ces centres vaso-moteurs ne sont point des éléments isolés. Les cellules qui les représentent, offrent de nombreux prolongements, qui en les réunissant avec des cellules voisines ou éloignées, établissent entre elles une solidarité intime soit à l'état normal, soit à l'état morbide. Ces relations intercellulaires ont été l'objet de nombreuses recherches de la part de Luys, et de nombreux auteurs, qui ont conclu à l'existence de fibres transversales unissant dans une solidarité intime la moitié gauche et la moitié droite de la moelle épinière (fibres commissurantes de Luys).

La symétrie dans les affections cutanées, et dans celle qui nous occupe pour le moment, s'expliquerait donc par un trouble de nutrition survenue sous l'influence d'un état morbide des nerfs d'où dépend la nutrition des tissus, que ces nerfs soient trophiques, ou qu'ils soient vaso-moteurs. Et ces nerfs peuvent être sollicités à un fonctionnement anormal soit par une excitation, ou état morbide direct de leur origine intra-médullaire, soit par une excitation morbide périphérique ; dans ce dernier cas, on admet deux mécanismes qui produiraient les troubles tro-

(1) Vulpian. Leçons sur les vaso-moteurs, 1875.

phiques : l'un direct, l'autre réflexe. Par exemple, dans une observation de Paget (1) où un cal vicieux irrita le nerf médian à l'avant-bras, et où l'on vit survenir sur la face palmaire du pouce des bulles de pemphigus, on pourrait supposer deux mécanismes : dans le premier, *direct*, l'irritation dont le nerf est le siége serait directement transmise au foyer traumatique, à la périphérie ; dans le second, *indirect*, l'excitation, suivant un chemin détourné, serait transportée vers la moelle par les filets centripètes, modifiée par les cellules de la substance grise et renvoyée de nouveau vers les régions périphériques (*effet réflexe*). Weir-Mitchell admet ces deux mécanismes. M. Leo Testut, dans sa thèse sur la symétrie des affections cutanées, fait remarquer que le premier mécanisme est d'une vérité fort douteuse ; par contre le second est incontestable, dit-il, depuis les beaux travaux de Schiff, Cl. Bernard et Vulpian sur les nerfs vaso-dilatateurs et les congestions actives réflexes.

D'où, trois modalités différentes dans la pathogénie des affections cutanées :

1° Une lésion de deux centres homologues se traduirait par des troubles trophiques bilatéraux et symétriques.

2° Deux excitations, parties de deux régions homologues, amèneront chacune agissant isolément des troubles trophiques bilatéraux et symétriques.

3° Une excitation unilatérale (d'une main) peut amener des troubles trophiques symétriques (des deux mains).

(1) Luys. Recherches sur le système nerveux cérébro-spinal. 1865.

Ceci dit, revenant à notre fait, nous pouvons en déduire que la symétrie est un bon signe en faveur de l'intervention d'une influence nerveuse. Et, cette symétrie existe pour l'éruption cutanée, pour la déformation dont nous avons établi le parallèle avec les attitudes vicieuses observées dans les maladies du système nerveux central et périphérique, pour les végétations frambœsiennes survenues par une sorte de bourgeonnement.

En outre nous avons constaté chez notre sujet des douleurs hyperesthésiques, suivant le trajet des fibres nerveuses du dos de la main et de l'avant-bras, suivie d'une rougeur érythémateuse avec desquamation furfuracée.

Nous avons examiné au microscope des poils de barbe pris sur les plaques blanches signalées dans l'observation, qui présentent la dégénérescence caractéristique des poils vitiligineux. On sait que le vitiligo est sous la dépendance de troubles trophiques avérés. Récemment dans son excellente thèse sur le vitiligo, notre ami le Dr Chabrier a fait l'examen microscopique d'un lambeau de plaque vitiligineuse, où les filets nerveux contenaient une grande quantité de tubes notablement altérés. Le plus grand nombre avait subi une dégénération complète.

Nous ferons remarquer que notre malade constate depuis son séjour à Saint-Louis une pigmentation plus accentuée de sa peau dont on ne peut accuser les rayons solaires.

Il ressent de temps à autre des douleurs dans la région dorso-lombaire.

Conclusion. La symétrie des lésions, et quelques autres symptômes dont nous venons de faire l'énumération, font croire à l'existence de troubles trophiques.

CHAPITRE III.

PRONOSTIC ET TRAITEMENT.

Pronostic. — Le pronostic n'est pas sans gravité ; non pas que l'affection actuelle mette la vie du malade en danger dans un avenir plus ou moins prochain. De ce côté, le pronostic est favorable. C'est un homme dont l'aspect extérieur ne révèle aucun signe d'une constitution délicate. Habitué dès son enfance aux rudes travaux de la campagne, il est doué d'une force de résistance qui lui a permis de supporter cette affection sans grande détérioration de santé générale. Résidant à l'hôpital depuis une année, il jouit d'une bonne santé, a bon appétit et bon sommeil.

Aujourd'hui, sur la main gauche, l'éruption n'accuse plus ses traces que par une rougeur peu vive. Les mouvements des phalangettes s'exécutent assez facilement, quoique dans une étendue un peu moindre qu'à l'état normal. Seule la phalangette du petit doigt reste à l'état de semi-ankylose. Le malade fermerait les doigts dans la paume de la main, sans l'attitude vicieuse constante des phalangines sur les phalanges aux trois derniers doigts. La main droite suit de près la gauche dans cette voie d'amélioration ; l'éruption reste encore assez vive.

Quant aux ongles, on peut prévoir qu'ils ne repousseront plus ; la matrice et le pli reproducteur sont à jamais détruits.

Enfin dans quelque temps nous espérons voir le malade sortir de Saint-Louis, sinon avec guérison complète, au moins avec très grande amélioration. Il retournera au pays natal, à la campagne, séjour plus hygiénique qu'à l'hôpital; laissera de côté tout travail manuel pénible et pourra reprendre le métier de berger qu'il exerçait en dernier lieu; ses doigts lui permettront encore de tenir facilement la houlette.

Mais deux points viennent assombrir le pronostic. Le premier, c'est la récidive. Les poussées successives éprouvées depuis vingt ans, alternant avec des périodes de calme, font craindre pour l'avenir un nouveau retour de l'affection. Le second point sombre, c'est l'attitude vicieuse des phalangines en extension constante et outre mesure sur les phalanges, et en plus l'atrophie notable des diverses parties constituantes des doigts. Il est à redouter que cette déformation aille s'accentuant d'une façon progressive, ainsi que le degré d'atrophie qui existe déjà, et vienne à rendre l'usage des mains de plus en plus difficile.

Traitement. — Après plusieurs traitements qui furent mis à contribution au moment de l'entrée du malade, l'essai de la poudre et des bains d'amidon, de la médication arsenicale donnèrent les excellents résultats que nous constatons aujourd'hui. C'est en somme le traitement usité dans l'eczéma, c'est celui qu'on lui conseillera de contituer.

CONCLUSION GÉNÉRALE.

Au bout de cette étude, nous sommes amené à considérer l'affection comme un eczéma qui a dégénéré.

Cependant la symétrie des lésions et quelques symptômes nerveux nous inclinent à émettre l'opinion plus générale d'une participation du système nerveux, c'est-à-dire à regarder les lésions actuelles comme étant l'expression d'une trophonévrose. Sur ce point, l'observation reste à poursuivre.

Avant de terminer, faisons cette restriction, que nous sommes loin de porter une affirmation absolue sur le diagnostic. Remarquons que le cas est isolé. on peut dire unique pour le moment, et, avouons-le franchement, très embarrassant. Notre expérience était encore bien jeune pour la solution d'un tel problème ; c'est pourquoi nous demanderons l'indulgence de nos juges.

M. Méheux, remarquable par ses nombreuses photographies à l'hôpital Saint-Louis, a photographié la main droite.

Ces lésions sont dépeintes telles qu'elles se sont présentées lors de l'entrée, au mois d'avril 1879. On voit distinctement les végétations, les croûtes et les squames qui recouvrent les surfaces unguéales et dorsales des deux dernières phalanges. Le commencement de la déformation est déjà notable aux trois derniers doigts. La première phalange du pouce présente une incurvation, mais pas au niveau de l'article.

INDEX BIBLIOGRAPHIQUE.

ALIBERT. — Nosologie naturelle. Traité théorique et pratique des maladies de la peau, 1822.

BAZIN. — Traité de la scrofule. Leçons sur les affections cutanées arthritiques et dartreuses, 1862. Leçons sur la syphilis.

HARDY. — Leçons sur les maladies de la peau.

HÉBRA et KAPOSI — Traité des maladies de la peau, trad. et comment. du Dr Doyon.

SCHEDEL et CAZENAVE. — Abrégé pratique des maladies de la peau, 1847.

GIBERT. — Maladies de la peau.

GUIBOUT. — Leçons sur les maladies de la peau, 1878.

CHAUSIT. — Traité élémentaire des maladies de la peau.

TILBURY FOX. — Traité des maladies de la peau.

WILSON. — Treatise on diseases of the skin.

FOURNIER. — Leçons sur la syphilis, 1873.

CHARCOT. — Leçons sur les maladies du système nerveux. Maladies des vieillards. Du rhumatisme articulaire chronique progressif. Th. 1853.

LUYS. — Recherches sur le syst. nerveux cérébro-spinal.

DUCHENNE (de Boulogne). — Traité de la physiologie des mouvements. De l'électrisation localisée, 1863.

WEIR MITCHELL. — Des lésions des nerfs. trad. de Dastre.

VIDAL. — Du rhumatisme articulaire chronique primitif. Th. 1865.

BERTÉJAC. — Des lésions trophiques des nerfs et des muscles dans la paralysie saturnine.

MOUGEOT. — Paris, 1867. Recherches sur quelques troub es de nutrition consécutifs aux affections des nerfs.

ARNOZAN. — Th. 1880. Des lésions trophiques consécutives aux maladies du système nerveux.

LÉO TESTUT. — De la symétrie dans les affections cutanées. Th. 1876.

MEILLET. — Déformations permanentes de la main au point de vue de la séméiologie médicale, 1876.

BEAUREGARD. — Des dactylolyses. Th. 1875.

HORTELOUP. — De la sclérodermie. Th. 1865.

LAGRANGE. — Sclérodermie avec arthropathies et atrophie osseuse, 1874.

CHABRIER. — Etude sur le vitiligo, 1880.

Maurice RAYNAUD. — De l'asphyxie locale et de la gangrène symétrique des extrémités. Th. 1862.

BALL. — Société de biologie, 1871.

VERNEUIL. — Affection irrégulière et non encore décrite des mains, communiquée par le Dr Mirault, d'Angers. Gaz. hebd , nos 8 et 9, février 1863.

Annales de dermatologie, 20 janvier 1880.

MARCACCI. — Giornali ital. delle malattie veneree delle pelle, juin 1878.

Paris. — A. PARENT, imp de la Faculté de Médecine, r. M.-le-Prince, 29-31.

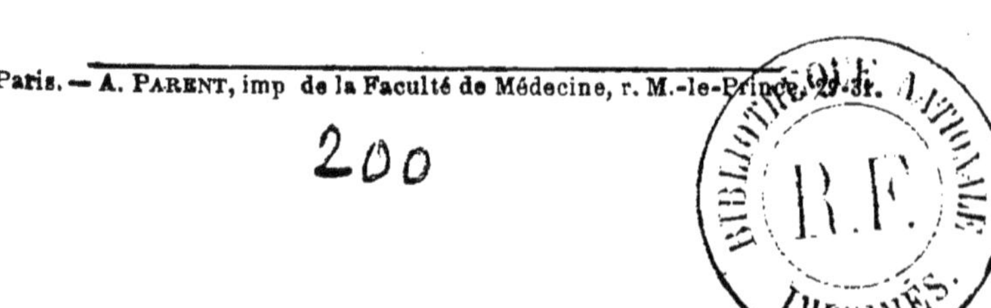

www.ingramcontent.com/pod-product-compliance
Ingram Content Group UK Ltd.
Pitfield, Milton Keynes, MK11 3LW, UK
UKHW021145230726
13926UKWH00002B/933